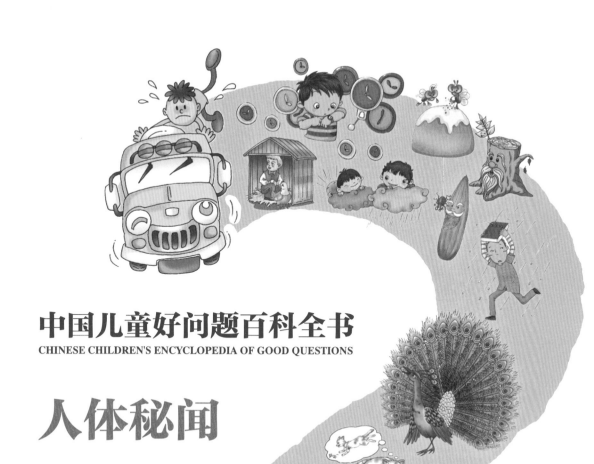

中国儿童好问题百科全书

CHINESE CHILDREN'S ENCYCLOPEDIA OF GOOD QUESTIONS

人体秘闻

主 编　鞠 萍

中国大百科全书出版社

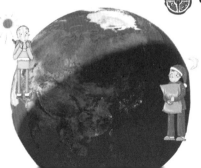

图书在版编目（CIP）数据

人体秘闻 /《中国儿童好问题百科全书》编委会编
著. --北京 ：中国大百科全书出版社，2016.7
（中国儿童好问题百科全书）

ISBN 978-7-5000-9903-1

Ⅰ.①人…　Ⅱ.①中…　Ⅲ.①人体—儿童读物　Ⅳ.①R32-49

中国版本图书馆CIP数据核字（2016）第141608号

中国儿童好问题百科全书
CHINESE CHILDREN'S ENCYCLOPEDIA OF GOOD QUESTIONS

人体秘闻

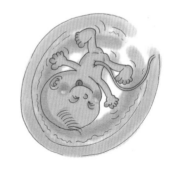

中国大百科全书出版社出版发行

（北京阜成门北大街17号　电话 68363547　邮政编码 100037）

http://www.ecph.com.cn

鸿博昊天科技有限公司印刷

新华书店经销

开本：710毫米×1000毫米　1/16　印张：4.5

2016年7月第1版　2016年7月第1次印刷

印数：00001～10000

ISBN 978-7-5000-9903-1

定价：15.00元

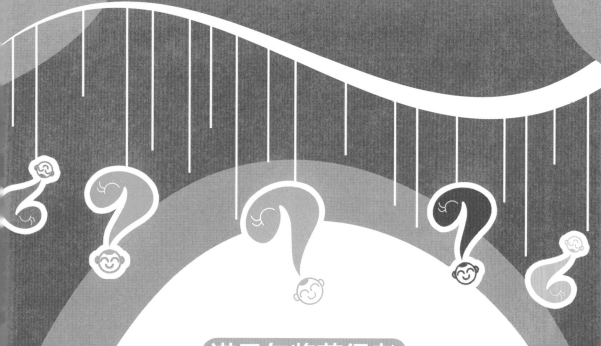

诺贝尔奖获得者

李政道博士的求学格言：

求学问，需学问；
只学答，非学问。

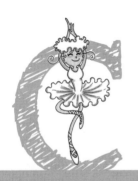
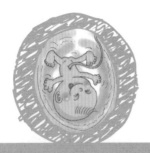
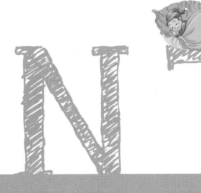

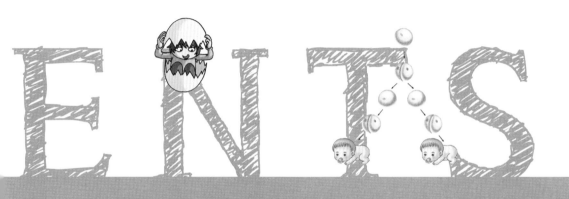

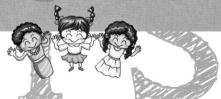

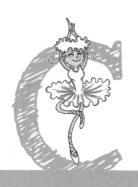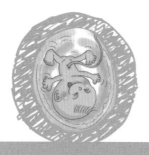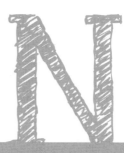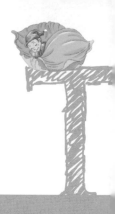

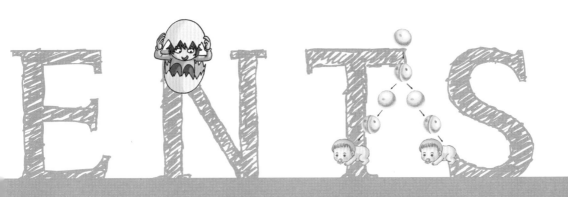

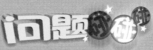
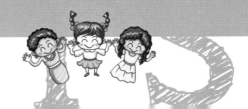

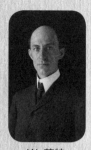
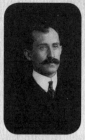

W. 莱特　　　　O. 莱特

姓　　名：	W.莱特；O.莱特
生卒日期：	1867.04.16～1912.05.30；1871.08.19～1948.01.30
身　　份：	世界航空先驱、美国飞机发明家
成　　就：	成功研制出动力飞行器

莱特兄弟问 # 为什么鸟会飞，人不会飞？

美国的莱特兄弟从小就爱提问，也特爱动脑筋。看到鸟在天上飞，他们就学着鸟的样子，边跑边张开手臂，可总也飞不起来。于是，他们就提出疑问："为什么鸟会飞，人不会飞呢？"

一天，爸爸送给他们一个螺旋玩具，它旋转起来能飞向高空。这可让兄弟俩非常惊奇。从此，在他们幼小的心灵里，便有了一个飞翔的梦想。后来，他们看到报纸上一条关于滑翔机失事的消息，便萌生了制造滑翔机的想法。于是，兄弟俩开始搜集空中飞行知识的资料，仔细观察、记录、描绘老鹰飞翔的姿势，经过认真研究，设计出滑翔机的图纸，并根据图纸制成了滑翔机。刚开始，他们制造的滑翔机飞得并不高，还要靠风力。他们想：该怎么改进呢？能不能制造一种不用风力也能飞的滑翔机呢？后来，一位汽车司机的话启发了他们，他们便有了新设想：把发动机安在滑翔机上，再在发动机上安上螺旋桨，由发动机来推动螺旋桨旋转，带动滑翔机飞行。经过上千次试验，莱特兄弟终于在1903年制成了"机械翅膀＋机器动力"构成的飞机。

这是世界上第一架依靠自身动力载人飞行的飞机。莱特兄弟也因此被后人称为"飞机之父"。

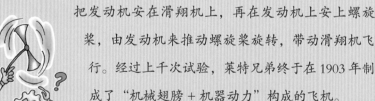
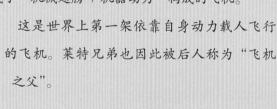

奇特的演讲

美国发明家莱特兄弟善于思索却不善于交际，尤其讨厌演讲。有一次在某个宴会上，酒过三巡，主持人请 W.莱特发表演说。

"这一定是弄错了吧！" W.莱特说，"演说是归舍弟负责的。"

于是，主持者转向 O.莱特。O.莱特站起来说道："谢谢诸位，家兄刚才已经演讲过了。"

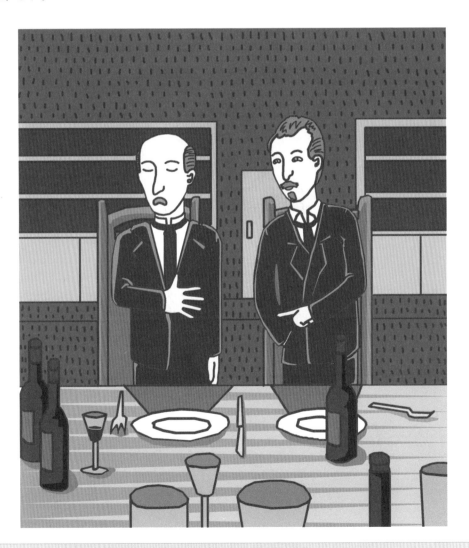

很多孩子都会问这个问题："我是从哪里来的？"大多数爸爸、妈妈一时讲不明白，就用"你是捡来的"把孩子打发了。其实，每个孩子都是从妈妈身体内的子宫里生出来的。那孩子是怎么钻到妈妈子宫里的呢？原来呀，爸爸有一颗种子，妈妈有一颗种子，爸爸把他的种子放到妈妈的子宫里，两颗种子抱在一起，越抱越紧，变成了一颗种子。这颗种子在妈妈温暖的子宫里一天天长大。经过9个多月的时间，妈妈的肚子大得装不下了，宝宝就出世了。每个孩子都是这样来到人间的。这就好像一颗植物的种子发芽、长大、结果一样。

好奇指数 ★★★★★

我从哪里来

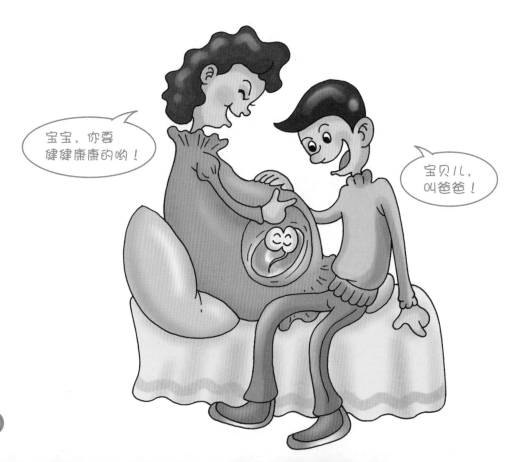

宝宝，你要健健康康的哟！

宝贝儿，叫爸爸！

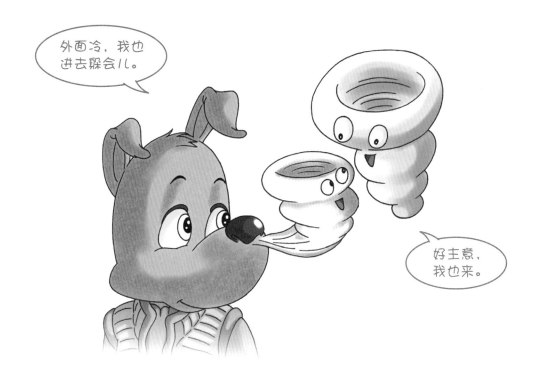

 为人要呼吸，所以人体内肯定有空气。

人吸进去的空气主要存在于鼻腔、气管、支气管和肺泡里。但它不是永远不变地待在这些地方，而是处在不停变化中，一般每分钟要呼吸交换 15～16 次。

好奇指数 ★ ★ ★ ★ ★

 人体里有没有空气？它待在哪里

在人的胃肠道内也有空气。这些空气是随着食物被吞咽进去的，它不起什么作用，只是肠道中的"过客"。胃肠道内的空气也可能来源于食物的腐败和发酵，或者来源于肠道里某些产气细菌。另外，在人体内一些小的腔窦，如鼻窦里、耳咽管里，也有少量空气。鼻窦里的空气可以起到"音箱"共鸣作用；耳咽管里的空气能使耳内气压保持与外界一致。

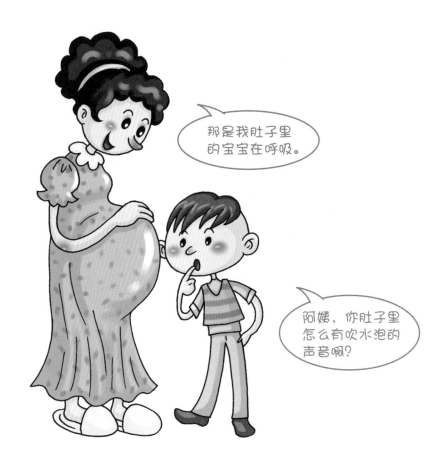

那是我肚子里的宝宝在呼吸。

阿姨，你肚子里怎么有吹水泡的声音啊？

好奇指数 ★★★★★

 胎儿会呼吸吗

过去人们认为，胎儿不会呼吸，也没有呼吸运动，即使胎儿的气管、支气管发育得差不多时，还是不会呼吸。

后来，有人研究发现，胎儿发育 12 周时开始呼吸。胎儿的呼吸最初很浅，也很不规则，要到满 36 周后才逐渐变得规则起来。胎儿呼吸时，进出呼吸道的不是气体，而是液体，而且每次呼吸都很轻微。这种呼吸虽然不能进行气体交换，却能促进胎儿呼吸肌群的正常发育，为出生后的呼吸做了准备。此外，胎儿的呼吸，还能加速肺的成熟。

世界上的每个人都是妈妈生的，为什么爸爸不能生孩子呢？原来，我们人类属于胎生，也就是人从一个受精卵，生长发育成为一个可以独立生存的新生命，

好奇指数 ★★★★★

 为什么爸爸不能生孩子

必须在子宫里生活 9 个月左右，子宫里的这个新生命叫胎儿。子宫是人的第一个生活"住所"，只有妈妈体内才有，也只有女性体内才会产生卵子。

爸爸体内不能产生卵子，也没有供胎儿"居住"的子宫，所以他不可能生孩子。

不过，只有妈妈一个人也生不了孩子，爸爸在生孩子这件事中是另一个主要角色。爸爸体内有精子，只有当精子与卵子结合形成受精卵时，才会孕育出一个新生命。

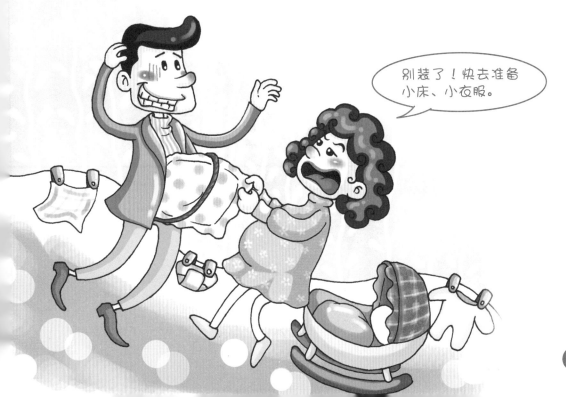

别装了！快去准备小床、小衣服。

为什么每个人
都有肚脐眼儿

别 小看肚脐眼儿，它可是我们诞生的见证！当我们还在妈妈的子宫里处于胎儿期时，脐带就是我们的生命线。

脐带是从我们的肚脐部位伸出的一根软软的带子，它和妈妈的胎盘相连。胎盘上有许多血管，通过血管，妈妈把我们生长发育所需的营养和氧气送入胎盘，然后经过脐带传送到我们的体内。我们体内产生的废物，又经过脐带传送到妈妈体内，由妈妈替我们排出。

出生后，我们开始自己呼吸、吃喝。脐带的使命完成了，医生便把它剪断、结扎、消毒。脐带结扎的地方就成了肚脐眼儿。肚脐眼儿很娇气，千万不要用手乱挖！

海蛇形

圆形

满月形

三角形

他们的肚脐眼儿怎么长得不一样啊？

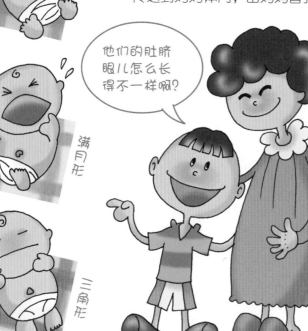

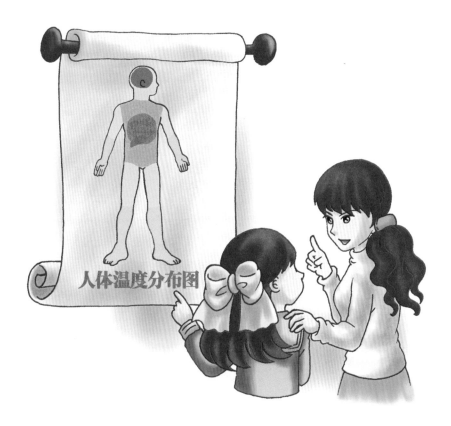

人体温度分布图

我们经常说人体的正常温度是36℃多，其实这只是一个大概的数字。因为人体是由许多组织器官构成的一个复杂

好奇指数 ★★★★★

都说人是恒温动物，人体各部位的温度都一样吗

整体，各部位的温度也略有差别。一般来说，头部温度要高于胸和腰部，胸、腰部温度又比手和脚的温度高，人体体内温度要比皮肤表面温度高。体内最热的部位是肝脏，温度在38℃左右，肾脏温度稍低，直肠温度更低。不仅人体不同的部位温度不一样，不同的时候，人体温度也不同，比如，一天当中，下午人体体温会缓慢上升，到了傍晚时温度最高，比清晨时的最低温度要高1℃左右；激烈运动时体温比安静时高。另外，儿童的体温比成年人的高。

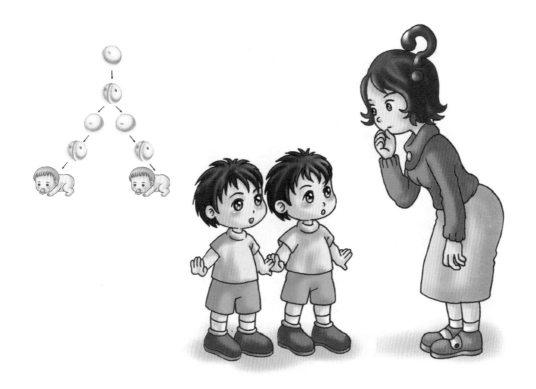

好奇指数 ★★★★★

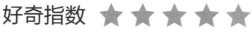

双胞胎是怎么来的

在妈妈体内一起孕育出生的两个胎儿被称为双胞胎。我们每一个人都是由一个细胞发育而成的，这个细胞就是父亲的生殖细胞——精子和母亲的生殖细胞——卵子相结合而成的受精卵。一般情况下，精子与一个卵子相遇，形成一个受精卵，然后发育成一个胎儿。但在两种情况下会形成双胞胎。一种是同时有两个卵子分别受精形成两个受精卵，以后分别发育成两个胎儿。这种双胞胎中的两个胎儿的性别和血型可能相同，也可能不同，容貌与一般兄弟姐妹一样。还有一种是由一个受精卵分裂为两个受精卵，以后各自发育成两个胎儿。这样的两个胎儿血型、性别完全相同，样貌也很相似，让人难以辨别。双胞胎的产生不能人为控制，它与遗传基因等许多因素有关。

人 的皮肤黑是因为皮肤内含有黑色素细胞，黑色素细胞越多，皮肤表皮中含黑色素颗粒越多，皮肤的颜色就越深。相反，皮肤的颜色就相对较浅。所以，同样是黑人，皮肤黑的程度也不同。有趣的是，他们身体虽然黑，但手心和脚心却红润润的，一点也不黑，因为手心和脚心的皮肤里没有黑色素细胞。

黄种人、棕种人的皮肤分别为黄色和棕色，手心也不是黄色和棕色的，道理和上面说的一样。

好奇指数 ★ ★ ★ ★ ★

黑人的手心和脚心为什么不是黑色的

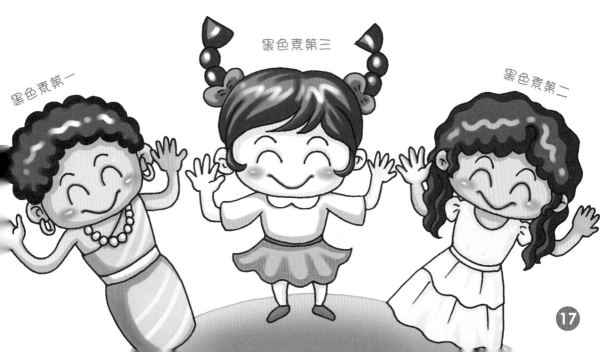

黑色素第一

黑色素第三

黑色素第二

成语"怒发冲冠"是用来形容人愤怒到极点时，头发会一根根地竖起，把帽子都顶起来的情形。这有没有可能呢？

好奇指数 ★★★★★

 古人说"怒发冲冠"，怒发真的能冲冠吗？

人的毛发确实可以立起来。因为和毛发相连的皮肤下面，有一种特殊的肌肉——竖毛肌。人愤怒的时候，指挥竖毛肌的交感神经会变得非常兴奋，它命令竖毛肌迅速收缩。肌肉的收缩牵动上面的毛发，于是毛发就会突然立起来。

在四肢和躯干部位，汗毛细而短，竖立起来比较容易；而长发较长，要完全竖立可能比较难。所以说"怒发冲冠"有一定的科学基础，但更多的是一种文学上的夸张。

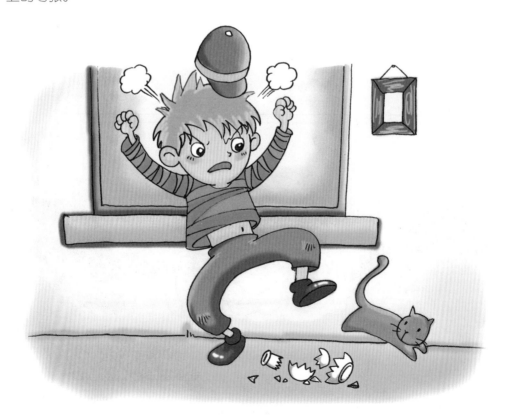

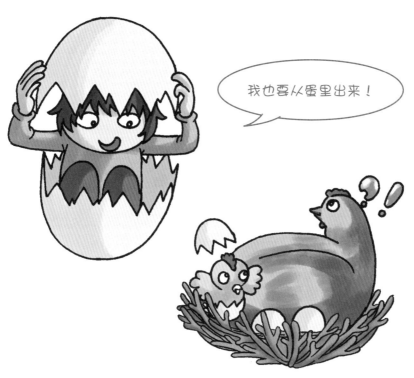

我也要从蛋里出来！

好奇指数 ★★★★★

人为什么不像鸡似的下"蛋小孩儿"

如果有人生了一个"蛋小孩儿"，那一定会成为人们感兴趣的新闻，但实际上"蛋小孩儿"是不可能有的。要明白这个道理，首先要了解生物尤其是动物的发展进化史。

最早的原生动物、海绵等，是靠身体的一分为二来繁殖的；后来的扁形动物，以及鱼、两栖类、爬行类、鸟类等，都是卵生的；进化到了哺乳动物（狗、牛、羊、马、猴等）就都是胎生的了，也就是母兽直接产出幼崽，幼崽靠吃母亲的奶长大。我们人类也是哺乳动物，从一个小小的受精卵开始，在妈妈的子宫里生活9个多月，出生后在母乳的哺育下继续生长发育。虽然有时生出的小孩有些返祖现象，但绝不会"生蛋"的。这是人类的基因所决定的。

好奇指数 ★★★★★

 如果能克隆出人体器官，人能长生不老吗

即使能克隆出各种人体器官来替代人生病的器官，人还是不能长生不老。因为克隆的器官也是由细胞构成的，细胞衰老和死亡，器官就会随着衰老和死亡。同样，那些没生病的器官也会衰老和死亡。克隆羊多利不就只活了6岁吗？这说明目前克隆技术还不能让细胞不衰老、不死亡。

理论上，人的寿命可达120岁左右，可事实上，因为受各种因素的影响，一般人的寿命达不到这个年龄。用替代的器官只能在一定程度上延长生命，提高生命质量，却不能超越寿命的界限。

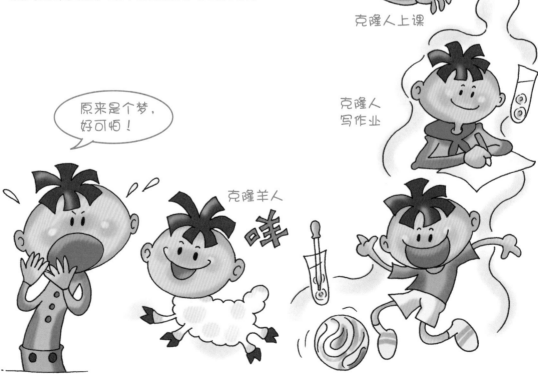

克隆人上课

克隆人写作业

原来是个梦，好可怕！

克隆羊人

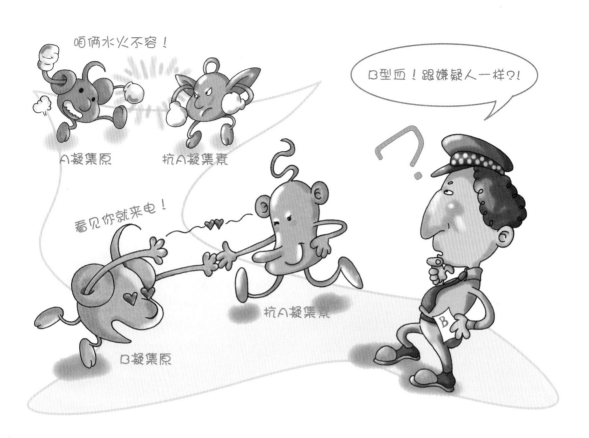

我们最常见的血型主要有 A、B、O、AB 四种类型。可为什么人的血型不一样呢？原来，它跟血液中红细胞和血清所含的物质有关。红细胞里含有凝集原，血清里含有抗凝集素，不同的血型所含有的凝集原和抗凝集素不同。一般来说，含有 A 凝集原和抗 B 凝集素的血型为 A 型血，含有 B 凝集原和抗 A 凝集素的血型为 B 型血，含有 A、B 凝集原，没有抗凝集素的为 AB 型血，含有抗 A 凝集素和抗 B 凝集素，没有凝集原的为 O 型血。多数人都是 A、B、O 或 AB 血型中的一种。血型一般终生不变，还可以遗传。

好奇指数 ★ ★ ★ ★ ★

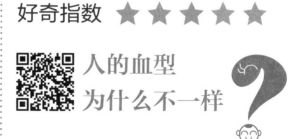

人的血型为什么不一样

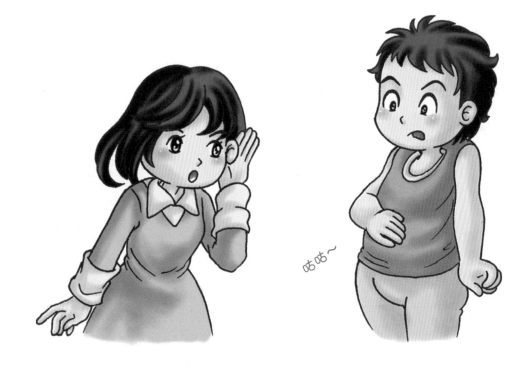

咕咕~

不少人都有过肚子饿得"咕咕"叫的时候，医学上将这种现象称为"腹鸣"。

我们每天吃进的食物在胃里不断地被消化，不断地通过胃的出口——幽门，送到小肠。食物被消化掉的时间与食物成分和进食量有关，一般淀粉类食物2小时左右排空，蛋白质类食物需3～4小时，而脂肪类食物需5～6小时。

当胃内的食物被排空之后，胃仍旧继续分泌胃液，继续收缩蠕动。空胃收缩的刺激，通过神经传送到大脑，我们就会产生饥饿的感觉。胃内的液体和吞咽下去的气体，在胃的揉捏挤压下，东跑西窜，便发出"咕咕"叫的声音。我们洗衣服的时候，衣服中如果包着一定量的空气，在水中一揉搓，也会发出叽叽咕咕的声音来。

这两种情况是同一个道理。

好奇指数 ★★★★★

肚子饿了
为什么会
咕咕叫

好奇指数 ★★★☆☆

眼泪和汗都是咸的，它们是同一种东西吗

当眼泪和汗水流到嘴里时，我们感觉到它们都是咸味的，这说明眼泪和汗水里都含有盐分。

科学家经过分析发现，眼泪中 99% 是水分，其余的是固体，在这些固体中，有一半以上是盐。含有盐的眼泪对眼睛有一定的杀菌和消毒的作用，而且黑眼珠表面经常涂了薄薄的一层眼泪，能润湿角膜，使它不会直接暴露在空气中变得干燥混浊。

汗水的主要成分也是水和盐，以及少量的尿素等。出汗能把身体内多余的热量和废液排出体外。据测定，人体不仅运动时出汗，就是严寒的冬季也在出汗，这叫"不显性汗"。每天人体的不显性汗大约有 400～600 毫升，而每蒸发 1 克汗水，就可以带走 0.58 千卡的热量。

眼泪和汗水虽然不完全一样，但它们的基本成分是差不多的。

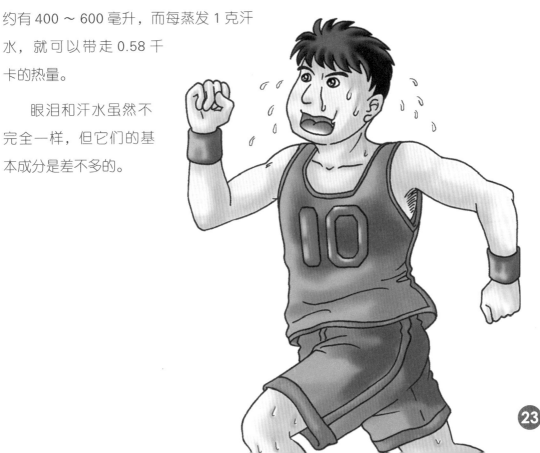

好奇指数 ★★★★★

**男人不用给
孩子喂奶，
为什么也长乳头**

男人和女人一样都长乳头。这是因为，在胎儿发育的早期是不分性别的，都显现出雌性特征（或叫类雌性），分泌雌性激素。直到 6 个星期后，雄性激素的分泌才导致胎儿有了性别，而这个时候，乳头已经发育成形了。

男人身上有乳头，也有一些乳房组织。男人甚至还会得乳腺癌。如果摄取足够的雌性激素，男人同样可以长出跟女性一样的乳房，并且分泌乳汁。有人发现，如果男孩子长期误用补药，会导致乳房变大。

与女性乳头不同的是，男性的乳头除了让人感到美观、对称外，没有太多的用处。

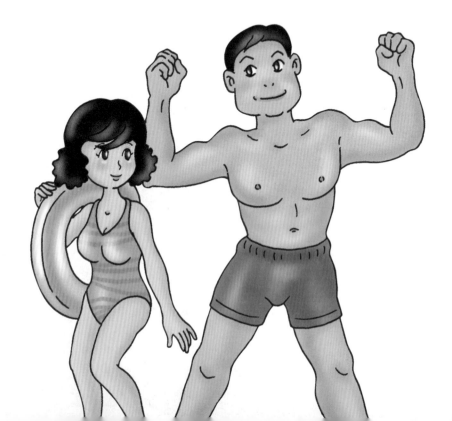

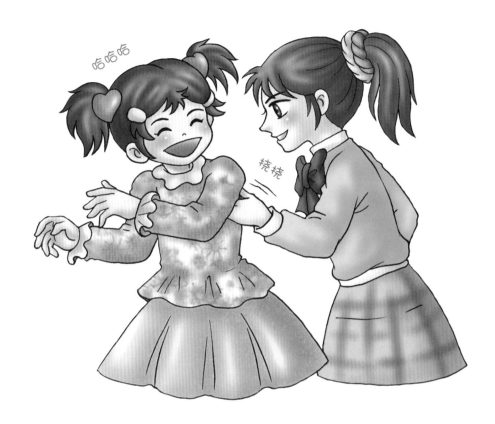

美国科学家曾经做过一项挠痒痒的实验，发现 99.8% 的人都怕痒，只是程度不同。有的人被别人胳肢时，一碰就痒，有的人耐痒力则比较强。可是自己胳肢自己时，就不觉得痒，这是为什么呢？

科学家研究发现，人身上有些部位特别怕痒，比如脚底、腋下、脖子等。这些地方密密麻麻地分布着细小的神经末梢，对外界的刺激非常敏感。当这些地方被别人挠到时，小脑会发出一个警告信号，于是大脑对外来刺激做出反应，人就产生痒的感觉。

而自己胳肢自己时，由于已经预先知道了，小脑会发出一个信号，告诉人脑的其他部分，不要对这种刺激给予反应，于是就不觉得痒了。

好奇指数 ★★★★★

**胳肢自己
为什么不痒**

25

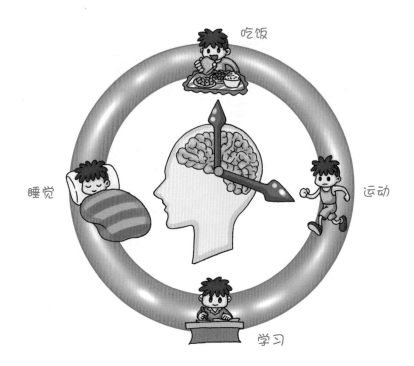

吃饭

睡觉

运动

学习

好奇指数 ★ ★ ★ ★ ★

**"生物钟"
在人体的
什么地方？
它有多大**

许多人都知道"生物钟"这个词，也知道在生物钟作用下的一些现象，比如，即使没有闹钟，你也能按时醒来，晚上9点多钟你就困了想睡觉；公鸡在天亮前啼叫，蜘蛛在半夜织网；合欢树的叶子晚上闭合，不同的花按一定的时间开放……那么人体的生物钟在哪里？它有多大？

科学家研究发现，人体的生物钟就藏在大脑底部的位置上，它实际上是脑底部的一团神经元。这团神奇的神经元横切面的直径只有300～350微米，长度不超过1微米，比一粒小米还小，但它里面却有大约1万个微小的神经细胞！在电子显微镜下可以看到，这些神经细胞之间，通过细长的像树枝一样的树突和突触联系在一起，像一片茂密的森林。

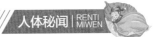

我们洗澡或游泳时，手指的皮肤会变皱，要经过一段时间才恢复原来的平滑，为什么呢？

人体的皮肤看起来很薄，实际上可分为 3 层。最外层

洗澡的时候
为什么手指
会变皱

是表皮，是由扁平细胞组成的角质层，它们能被衣服磨掉，能被淋浴的水冲掉。表皮下面是真皮，里面有丰富的血管神经、汗腺、皮脂腺等。真皮下面是皮下脂肪，它可以防震和防止过多热量散失。当洗澡或游泳时，手指皮肤长时间接触水，表皮被泡软，有些细胞被冲走，其他的细胞吸水过多导致膨胀。这时，真皮的毛细血管里的无机盐渗入水中，如果渗出得较多，一方面真皮要保护血管和脂肪不掉出来，另一方面表皮被泡软，两方面的力量就让皮肤变得高低不平而发皱了。

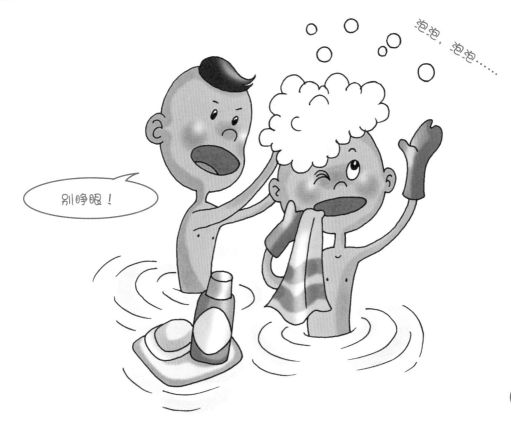

泡泡，泡泡……

别睁眼！

人 的皮肤下面有丰富的毛细血管，当你摩擦皮肤时，可使毛细血管扩张，血液循环加快，这时皮肤就会感到温暖。冷的时候摸胳膊，就是起到了摩擦皮肤、促进血液循环的作用。

人觉得冷的时候，还会不自觉地把身子缩起来，这也是一种自我保护反应。平时，我们的体温依靠皮肤出汗排热来调节。人体的皮肤上大约散布着 200 万个汗腺，天热时汗腺会尽力排出更多的热，我们也会自觉地少穿衣服，以散发热量。天冷时，大脑则发出这样的指令：一是多穿衣服以抵御寒冷；二是身子缩起来，减少身体散热面积；三是搓手或摩擦露出的胳膊、腿。总之，大脑的指令就是让人少散热，并且促进皮肤血液循环，让人感到温暖。

好奇指数 ★ ★ ★ ★ ★

觉得冷的时候，人为什么爱摸胳膊或缩身子

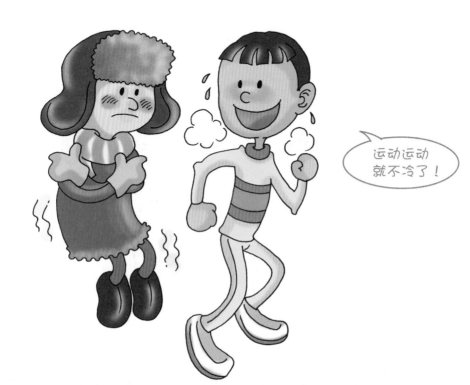

运动运动就不冷了！

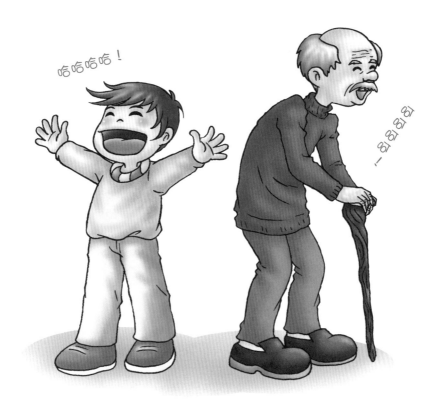

俗话说"笑一笑，十年少"，这是说笑可以使人变得年轻。确实，笑可以帮助人们放松肌肉，消除紧张情绪，所以一般来说，笑对人是有好处的。

那笑有没有害处呢？应该说，做什么事都要适度，笑也是一样。听过"笑掉下巴"吧？有些人笑得太厉害，会造成下巴的关节脱位，真的会笑掉下巴呢！吃饭时大笑，食物很容易进入支气管，引起剧烈的咳嗽甚至窒息。

特别是老年人和有心脏疾病的人，就更不宜大笑了，因为过度激动会造成血液猛然加速流动，使心脏负担加重。症状轻的会突然发病晕倒，严重的甚至会有生命危险。曾经有一些老年人因为兴奋过度，在哈哈大笑中死去了。

好奇指数 ★★★★★

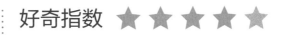

都说笑一笑
十年少，那
笑有害处吗

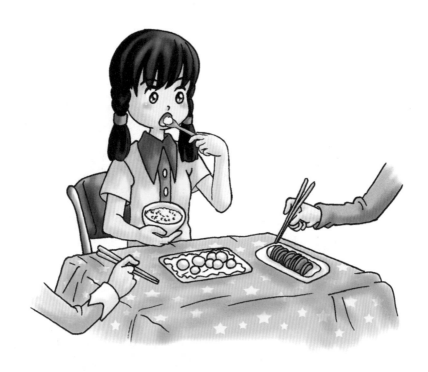

人群中的左撇子，大概占人口总数的 1/10。科学家研究显示，在中枢神经系统的敏感性和形象思维能力上，左撇子更占优势，所以在科学、艺术、体育等

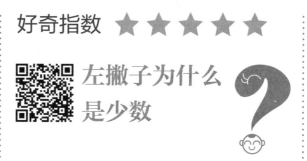

左撇子为什么是少数

领域，左撇子的人数远高于 1/10 的比例。可是直到现在，科学家还没有完全弄清楚左撇子从何而来？为什么左、右撇子各有所长，但左撇子在人数上却占劣势？

科学家研究发现，右撇子体内有个显性的"右撇子基因"，而 20% 的人没有这种基因，它们成为左撇子和右撇子的机会各占一半，所以右撇子加起来是 90%。这也解释了为什么双胞胎拥有完全相同的基因组，却可能一个是左撇子，一个是右撇子。还有些看法认为，左撇子对环境的耐受力差，更易患某些免疫疾病，这使他们在激烈的生存竞争中屈居下风。

人的眼睛除了眼球外，还有辅助器官——眼眶、眼睑、结膜、泪腺和眼肌。眼睑是防止外物侵害眼睛的保护器官，位于眼睛的正前方，有上眼睑和下眼睑。上下眼睑周围也有肌肉，叫眼轮匝肌，负责眼睑的张开与闭合。

人醒着时，眼部的神经系统指挥肌肉用力，让眼睑张开。人睡觉时，闭上眼睛，就是上下眼睑闭合。这是因为，人进入睡眠状态后，负责眼睑闭合的神经系统处于休息状态，不再指挥肌肉工作，这时肌肉放松，上下眼睑自然就闭上了。

人睡觉时，闭上眼睛能使眼球和各个辅助器官保持湿润，让眼睛感觉不到干涩。人闭上眼睛后，还能减少外界的干扰，进入深度睡眠状态。

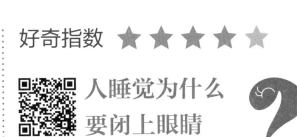

好奇指数 ★ ★ ★ ★ ★

人睡觉为什么要闭上眼睛

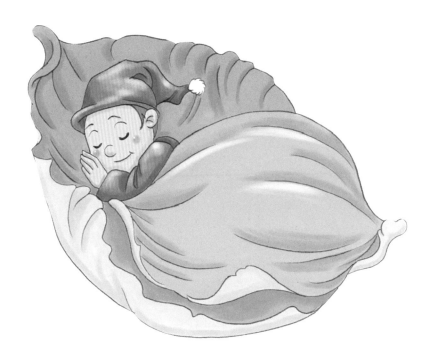

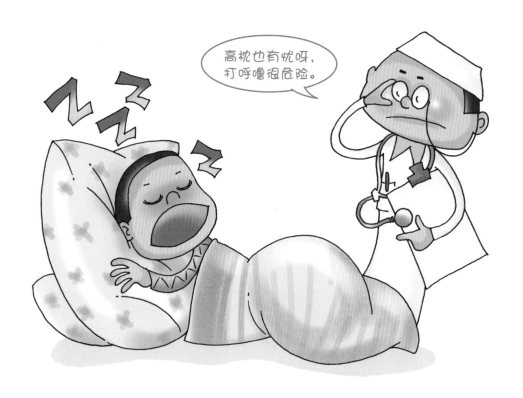

好奇指数 ★★★★★

 为什么睡觉要枕枕头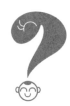

经过长期的生活实践，人们发现了一个秘密：人的脖子后面有个弯儿，与后背不在一个平面上，所以平躺下来时，如果有个枕头垫在下面，就能把那个弯儿垫平，这样就能让颈部的肌肉和骨头都放松，消除颈部的疲劳。侧躺时，由于肩部比头宽出来好多，这时枕一个枕头，也能起到同样的作用。所以，人们养成了睡觉枕枕头的习惯。

不过，枕头要合适才行。太高，容易落枕，使肩颈部酸痛；太硬、太软或弹性太大，又容易对肌肉造成损伤。最好选用高度适宜、软硬适中，并略带弹性的枕头。

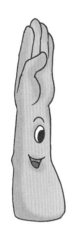

是！遵命。

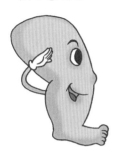

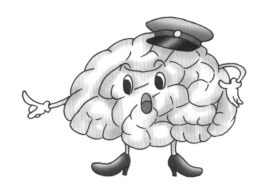

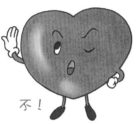

不！

这是因为胳膊、腿的活动是由大脑控制的，而心、肝、肺的活动却是由一种专门调节内脏的自主神经控制的。

当我们想活动胳膊、腿时，我们的大脑就发出指令，通过传导纤维，命令肌肉做出反应。这种活动，我们的意志可以控制。

但心、肝、肺的活动，却是自主神经说了算。自主神经分为交感神经和副交感神经。在我们运动时，交感神经发挥作用，人体心跳加快，血压增高；在我们睡眠和休息时，副交感神经发挥作用，人体心跳减慢，血压下降。这两种神经相互制约，自主调节，不受大脑控制，不受意志支配。所以，我们不能像控制胳膊、腿那样控制自己的心、肝、肺。

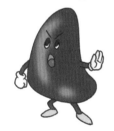

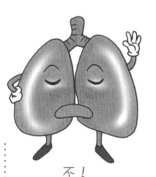

不！

好奇指数 ★★★★☆

人为什么不能像控制胳膊、腿那样控制自己的心、肝、肺呢

为什么有的人总爱忘事，有的人记性特好呢？

记忆是经历过的事在大脑中的反映，它包括识记、保持、再现和回忆这四个基本过程。

要想记住学过的东西，必须做到下面这几点：学习时要聚精会神，在大脑皮层留下深刻的痕迹；要提高学习兴趣，有兴趣才能记得牢；要对所学的知识加深理解，理解了才能记得长久；反复念能加深知识在大脑皮层的痕迹；及时复习，并不断回忆所学的知识；利用语言、视觉、听觉器官的功能，来强化记忆；运用分类记忆、图表记忆、编提纲、记笔记、写卡片等方法帮助记忆；有效利用上午 9 ~ 11 点、下午 3 ~ 4 点、晚上 7 ~ 10 点等最佳记忆时间段。

此外，科学用脑、劳逸结合、加强体育锻炼，可以大大提高记忆能力。

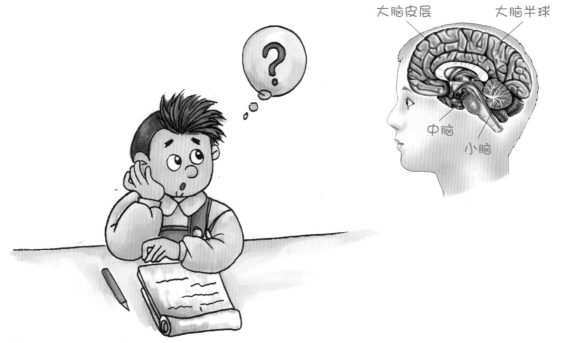

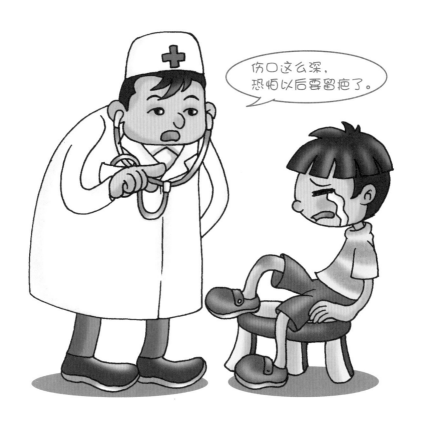

皮肤的自我修复功能，主要是针对小伤口来说的。先让我们来看看皮肤的结构。皮肤自外向里分为表皮、真皮和皮下组织3层，其中表皮细胞具有很强的再生能力，在受损伤的情况下能自动产生新的表皮。一般的小伤口，只伤害到浅层的表皮，皮肤可以自我修复，并且不留下痕迹。

好奇指数 ★★★★★

皮肤有自我修复功能，为什么修复不了伤疤呢

但当皮肤损伤得很厉害，也就是伤害到深层的真皮和皮下组织时，表皮的修复功能会减弱，在伤口周围会迅速生长出大量的胶原纤维，形成凸起的伤疤。过一段时间以后，伤疤周围形成了新的皮肤组织，但胶原纤维组织却不会自动消除，于是就留下了伤疤。

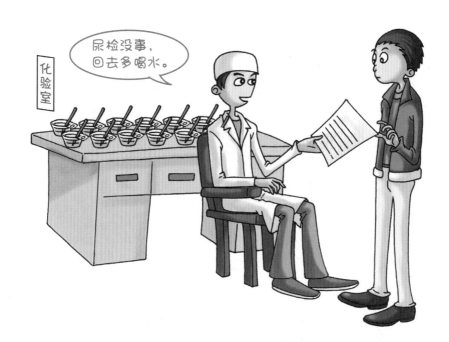

正常的尿中除了水之外还有许多物质，这些物质使尿液产生了颜色。

一般成人每天尿量约为 1500 毫升，尿里有尿素、尿酸、肌酸、肌酐、无机盐、胆色素和尿色素等新陈代谢产物，有时还有吃进去的药和毒物。正常的尿为淡黄色，透明清亮。人体每天通过尿液排出的代谢物是稳定的，所以尿色不会太深或太浅。当人喝水少了或出汗多了，体内水分减少，产生的尿量也会减少，但尿中的代谢物并没有减少，这时尿的颜色就会变深、变黄。相反，如果水喝多了，尿量就会增多，代谢物浓度变低，尿色就会变白、变浅。

人患病时尿色也会有变化，医生根据尿色和尿的成分分析，可诊断出一些疾病。

好奇指数 ★★★★★

人的尿为什么有时白，有时黄

眨 眼睛是眼睛的一种自我保护行为。眼球表面要保持清洁与湿润，必须依靠泪腺所产生的眼泪。眨眼时，眼皮把眼泪均匀地抹在眼球上；当风沙、灰尘进入眼中时，通过眨眼还能用眼泪把异物冲洗掉。另外，眨眼时眼睛暂时不看东西，眼球向上转，处在休息位置，所以眨眼还能使视网膜和眼肌获得暂时的休息。

好奇指数 ★★★★★

人为什么要眨眼睛

据统计，人每分钟要眨眼 20 次左右，每次眨眼 0.3 ～ 0.4 秒钟。长时间看电脑屏幕，特别是打游戏，很长时间才眨一次眼，经常这样，会造成眼球干涩、刺痛、疲劳，容易患干眼症。

过于频繁地眨眼也不正常，有可能是角膜炎、沙眼等眼病的症状，应该到医院去检查一下。

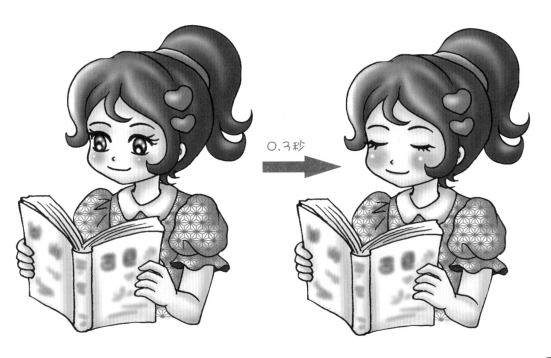

0.3秒

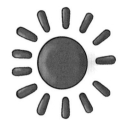

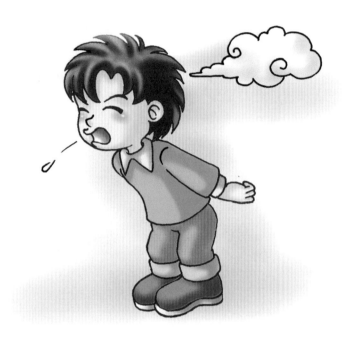

打 喷嚏是鼻子里进入了异物后，一种无意识的身体自卫行为，人体自动用这种方法把进入的异物赶出来。

 为什么突然见到猛烈的阳光就会打喷嚏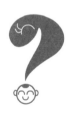

但有时我们抬头看太阳或者看其他亮光处时，也会打喷嚏，这也是一种保护性反应，只是科学家们还没研究出这种反应形成的原因。大多数人都能接受的说法是：眼睛和鼻子里的感觉细胞都受到同一条神经支配，所以进入眼睛的强烈阳光，鼻腔会误以为是对自己的刺激，就用喷嚏的形式将它们驱逐出去。

并不是所有的人都会有这种反应，只是那些有过敏症的人更容易在迎视阳光时打喷嚏。

人 有时吃东西不顺，就会打嗝，还怎么止都止不住，真烦人！为什么会打嗝呢？

好奇指数 ★★★★★

 人为什么打嗝

原来，在我们的胸腔和腹腔之间，有一个像帽子似的厚厚的肌肉膜，叫膈肌。如果东西吃得太多、太快，膈肌会在吸气时突然收缩，肚子里的空气就被猛烈地排出体外，并且在咽喉部发出声响，这就是打嗝。吃比较干硬的食物、吸进过多冷空气，以及喝酒、情绪兴奋和压力大，都可能引起打嗝。

其实，止住打嗝的方法很多，最简单的是喝一口热水或做深呼吸，如果能想办法打个喷嚏也可止住打嗝。个别顽固持久的打嗝，恐怕是由疾病引起的，就要去医院检查一下了。

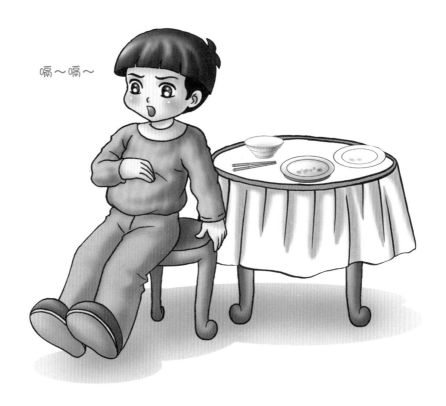

嗝～嗝～

这 个问题还没有确切答案。

以前人们一直认为，打哈欠是因为人体需要更多的氧气。可是研究发现，没出生的胎儿不呼吸氧气也会打哈欠；高海拔地区空气中氧气含量少，但生活在那里的人也不是每天哈欠连天，这又如何解释呢？

好奇指数 ★★★★★

人为什么要打哈欠

另一个说法是，打哈欠是因为人们感到疲劳或无聊了。但实际情况是，在一天的大部分时间里，人随时会打哈欠，刚睡醒觉时也会打。

还有一些心理学家认为，打哈欠是大脑有意地让人保持心理警觉，使精神处于兴奋状态。大脑有个"哈欠中心"，它包含许多可以引起哈欠的化学物质。一个痛快的哈欠过后，人们会感到舒畅，这不是补充了氧气的缘故，而是因为哈欠促使更多的血液流向大脑。

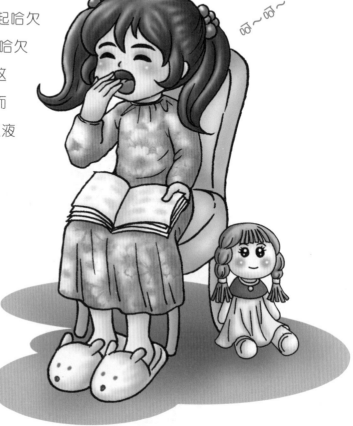

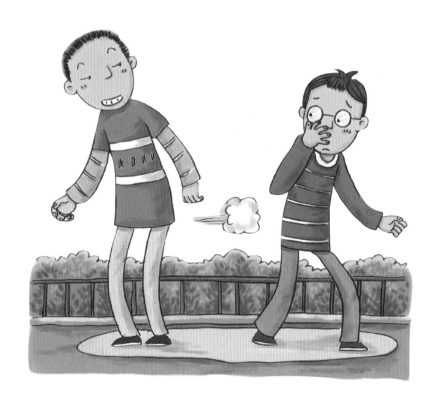

我们在呼吸、吃东西或说话时，会把空气咽到肚子里。这些空气一部分通过打嗝排了出来，一部分随食物来到大肠，大肠里的细菌分解食物时又会产生一些气体。随着胃肠蠕动而被排出肛门的这些气体就是屁。

好奇指数 ★★★★★

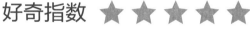

 **臭屁是
哪儿来的**

其实，屁中大部分气体是没味儿的，如氮气、二氧化碳、氧、氢和空气差不多。只有极少量的气体让屁臭不可闻，它们是氨气、硫化氢、粪臭素等。人的屁中还有甲烷，如果能想办法把屁收集起来，应该可以燃烧呢！

俗话说"响屁不臭，臭屁不响"，还是有一定道理的，如淀粉类食物分解产生二氧化碳，"气量"较多，屁放得声音响，但气味却不很臭；而肉蛋类食物分解产生的臭味物质多，"气量"较小，所以声音不响却很臭。

好奇指数 ★★★★★

 学会了骑自行车，为什么就忘不了

—— 个人一旦学会了骑自行车，就终身不忘。然而，同样是记忆，我们背下来的课文和单词，过上一段时间就会忘记了。这是因为两者的记忆形式不同，前者是运动记忆，后者是逻辑记忆。

人们在劳动、体育、舞蹈、弹奏、绘画等专业操作中运用的技能技巧，都是由运动记忆所掌握的。我们学习骑自行车，也就是训练身体的相关肌肉完成一种条件反射，而一旦学会，便会在主管运动的小脑中留下印迹，随时可以调用。

一般开始建立运动的记忆比较难，但这种记忆保持得长久；而且越是大的肌肉动作越不易遗忘，如骑车就是由腰腿部位肌肉控制的运动，即使长时间不骑车，过后再骑，也没有问题。而逻辑记忆的内容都具有高度的抽象性和概括性，只有很好地理解内容才能记得牢，如果不用，过一段时间就会忘记了。

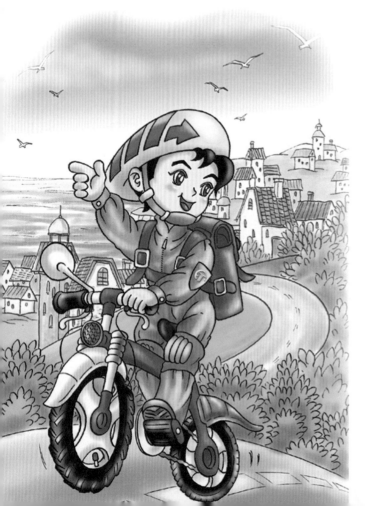

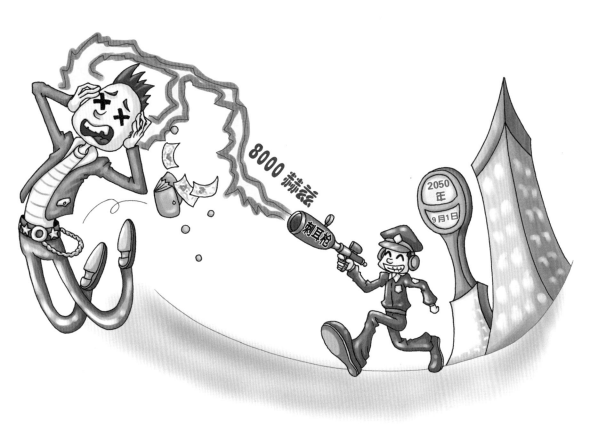

人能够听到声音，是因为耳朵的鼓膜能感受到发声物体产生的声波，并通过内耳的听觉细胞，把声波信号传到大脑。但是，人的耳朵能感觉到的声波，是

好奇指数 ★★★★★

尖锐的声音 为什么让人 不舒服

有一定的频率范围的，一般是 16 ～ 20000 赫兹。其中，人耳对 1000 ～ 3000 赫兹的声波最敏感。如果声波的频率超过 3000 赫兹，人耳里的鼓膜就会振动得非常厉害，使人产生疼痛的感觉，就好像敲鼓敲得太猛太快会把鼓敲破一样。听觉细胞接收到这么高频率的声波，也很难维持正常的振动和传导，于是人就会感觉到声音尖锐刺耳，很不舒服了。

人蒙上眼睛为什么就不能走成直线了

当人被蒙上眼睛后向目标走去，总是走不成直线，而且走得越远，偏离目标的距离越大，有时甚至能兜上一个圈子。

这是因为，即使正常人双腿的肌肉也不会长得完全对称，左右两腿跨出的步伐一般也不会相等，只是每步的差别十分微小，而且又有眼睛帮助人们保持平衡，调整方向，所以可以走成直线。当人的眼睛被蒙上后，人只能用耳朵来找平衡，但是耳朵是不能调节双腿的运动方向的。于是每走一步相差一点，迟早会绕一个圈。

不仅是双腿，人们的许多肢体器官都是看起来对称，其实并不是完全对称的，存在着功能甚至形态上的差异。双眼、双耳、双手、双臂都是如此，如蒙上眼睛划桨，船在水中同样不能按直线前行。

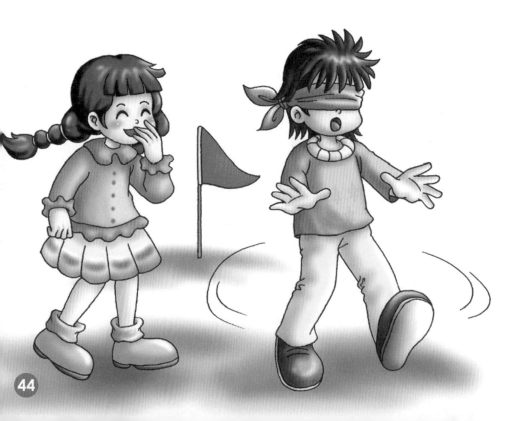

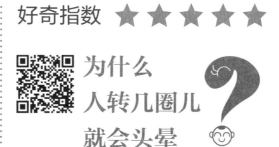

芭蕾舞演员不停地旋转后，还能继续表演各种动作，平常人转几圈后，却头晕眼花。这是为什么呢？原来，人的耳朵里有一个负责维持身体平衡的器官，叫内耳。内耳有3个互相垂直的半规管，里面充满了液体。半规管负责了解头部的运动状况。当头部旋转时，液体在水平半规管里流动。液体流动时会刺激内耳的神经细胞产生冲动并传入大脑。大脑发出一系列指令，让身体的有关肌肉、关节等共同协调，以保持身体平衡。如果人体旋转过快、过久，半规管里的液体流动速度太快，大脑收到信息就来不及处理，导致全身无法协调，人就会头晕，严重的还会摔倒。芭蕾舞演员经过长期艰苦的平衡训练，已经适应了这种状态，所以旋转后还能表演。

好奇指数 ★ ★ ★ ★ ★

**为什么
人转几圈儿
就会头晕**

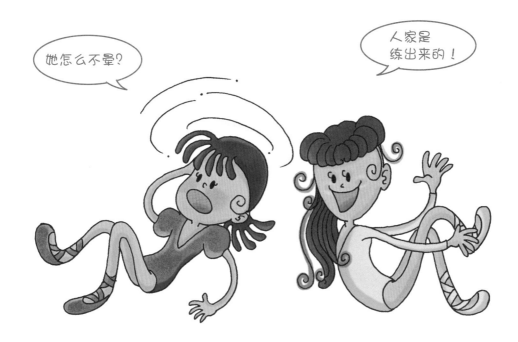

45

好奇指数 ★★★★★

为什么外国人是蓝眼睛，而中国人是黑眼睛

我们通常说蓝眼睛、黑眼睛，是指眼珠的颜色。眼珠主要由角膜、虹膜和瞳孔组成。由于角膜是无色透明的，所以眼珠的颜色实际就是虹膜的颜色。虹膜中含有许多色素细胞，色素细胞中的色素含量决定了虹膜的颜色。色素越多，虹膜的颜色就越深，眼珠的颜色也就越黑；色素越少，虹膜的颜色越浅，眼珠的颜色就越淡。而色素细胞中色素含量与皮肤颜色是一致的。中国人是黄色人种，虹膜中色素含量高，所以眼珠看上去是黑色的；西方人是白色人种，虹膜中色素含量低，呈现的是虹膜中血管的颜色，所以眼珠看上去是蓝色的。

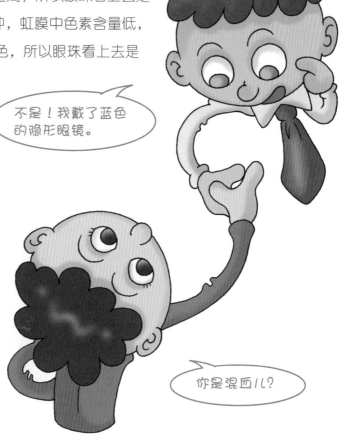

不是！我戴了蓝色的隐形眼镜。

你是混血儿？

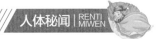

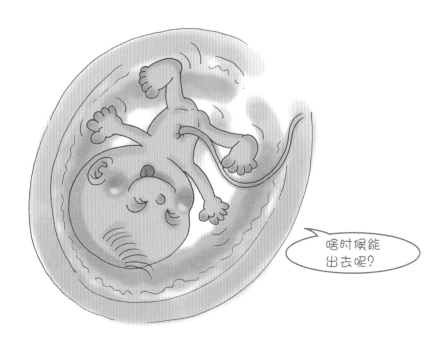

啥时候能出去呢？

没出生的宝宝一直在妈妈肚子里"吃"东西，并慢慢长大，直到9个多月后出生。在这9个多月里，宝宝几乎每时每刻都在变化中。

好奇指数 ★★★★★

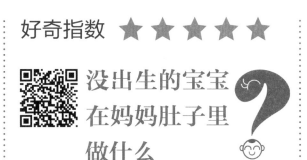

没出生的宝宝在妈妈肚子里做什么？

　　开始的时候，宝宝只是一个肉眼看不到的细胞，在妈妈肚子里第8周时，宝宝才有了"人"的特点，身体开始伸直，圆圆的头几乎占到身子的一半。到了第16周，宝宝的个子差不多有12厘米，头显得不那么大了，而且长出了头发，这时它会皱眉头、挤眼睛、做鬼脸。到第20周时，宝宝有了蹬腿伸腰的本领，让妈妈感觉到胎动了。到第28周，宝宝睁开了眼睛。到第36周，宝宝皮肤变成粉红色，长成一个可爱的婴儿，随时准备离开妈妈的肚子自己去看世界了。

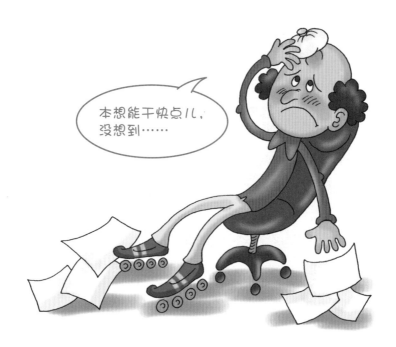

不 小心把头撞到什么东西上，头没有撞瘪反而会鼓出一个大包。这是为什么呢？

这与头部的组织结构有关。人的头部脂肪少、肌肉

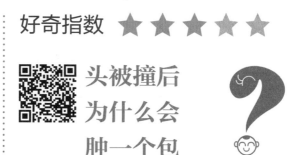

好奇指数 ★★★★★

头被撞后为什么会肿一个包

少，皮下就是毛细血管。当头受到撞击时，虽然没有出血，但这个地方的细胞已经受到伤害，受伤的细胞会产生一些液体。这些液体因为没有脂肪吸收，溢到皮下，就在皮下鼓出一个包。有时皮下毛细血管破裂流血，血液也淤积在皮肤下面，这时会形成一个紫色的包。

头部撞出包时一定不要用手揉，也不要用热水敷，要用冷水来敷，这样有利于毛细血管恢复，过几天包会自动消失。

牙 齿和骨头的主要成分相同，都是钙和磷，只是它们所占的比重不一样。骨头中水分占 20%，固体物占 80%。固体物中，以磷酸钙为主，约占 40%。

 牙齿和骨头哪个硬

当人血液中钙的浓度降低时，骨头中的钙就释放出来进行补充，保持血钙浓度。

牙齿中含水少，有机质也少，主要是磷酸钙、碳酸钙等无机盐，约占 96%。即使血钙降低，牙齿也不会像骨头一样，将自己所含的钙释放出来。照这样看来，牙齿要比骨头硬。尤其是牙齿外层的牙釉质，是人体内最硬的组织，它的硬度仅次于金刚石。

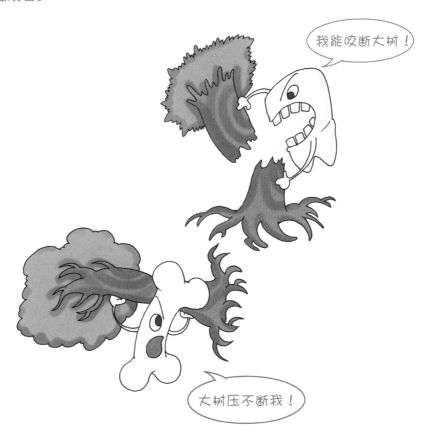

痣 是大量色素细胞堆集形成的。有些痣生来就有，当我们在妈妈肚子里长到4个月左右时，色素细胞逐渐向胎儿表皮转移。如果由于某种原因，黑色素细胞没有到达预定的位置，只是停留在皮肤的深层，就会形成痣。也有些痣是后天逐步长出来的，健康人皮肤上通常能找到 15～20 颗痣。痣可以长在身体的任何部位。人们把某些痣称为"好吃痣""美女痣"等，就是根据这些痣生长的部位而起名的，与人的性格、样貌没有任何关系。

好奇指数 ★★★★★

人为什么
会长痣

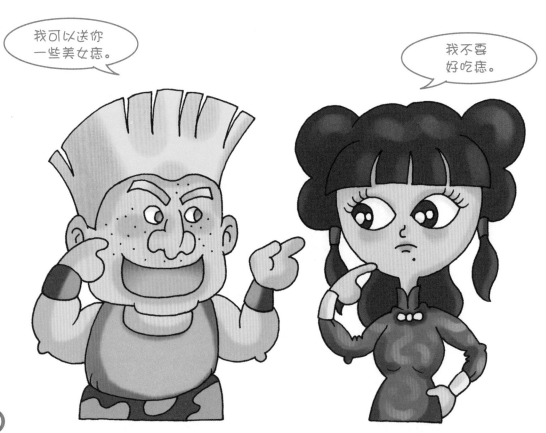

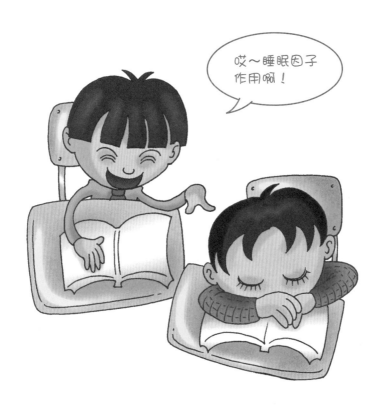

好奇指数 ★ ★ ★ ★ ★

人为什么会越睡越困

人的睡眠是由脑主管的。

1901 年，法国一位生理学家别出心裁地让一条狗七天七夜不睡，然后抽出这条狗的脑脊液和血液，并将这些液体注入另一条正常狗的脑内。结果，那条健康清醒的狗很快就睡着了，而且睡了很久。根据这个现象，生理学家想到，那条七天没睡觉的狗体内一定产生了某种促进睡眠的"睡眠因子"。于是，许多科学家又研究睡眠因子是什么。

1975 年，英国科学家发现，睡眠因子是一种被称为"睡眠肽"的物质，人犯困时体内就分泌睡眠肽，睡到一定程度，睡眠肽被某种物质分解，人就醒来。越睡越困，可能是睡眠肽产生过多或缺乏分解它的物质。不过这个问题现在还在研究中。

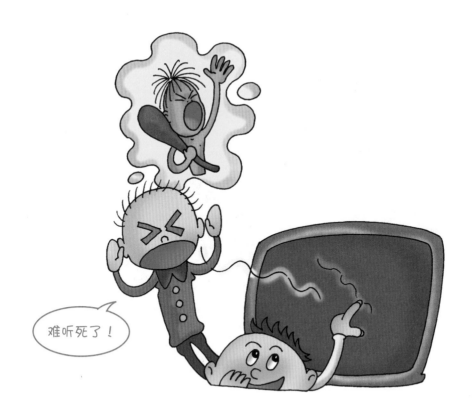

难听死了！

以前人们认为，是指甲滑动产生的高频声音，使人产生一种说不出的难受感觉。但在实验中，科学家滤掉声音中的高频部分，结果接受试验的人仍然受不了。

好奇指数 ★★★★★

 指甲划黑板的声音为什么令人难以忍受

后来，科学家拿这种声音和自然界的声音进行比较，结果发现，它与某种灵长类动物在察觉到危险时发出的尖叫声非常相似。于是科学家推断，人们害怕听指甲划黑板的声音，是在进化过程中残留下来的某种本能反应。我们的远古祖先，也许正是通过发出这种声音来警告同类，或者是那时的某种天敌发出类似的叫声。不过，现在还无法确定这项研究得出的结论是不是正确的。

好奇指数 ★★★★★

屁股里面有骨头吗

屁 股里有骨头，而且不止一块。屁股在医学上的名称叫臀部。平时我们能看到和摸到的是皮肤下厚厚的臀大肌，它保护着里面的骨头。臀部里面的骨头有骶骨、尾骨和

两块髋骨。我们用手在臀部前边可以摸到髋骨的前缘。髋骨左右各一块，它与耻骨一起组成骨盆。骨盆保护着我们腹腔和盆腔的器官。髋骨的下面有坐骨结节，当我们坐着的时候，上半身的体重就全靠骨盆和坐骨结节来支撑了。

在髋骨的前下方有一个关节窝，与大腿的股骨相连，当我们站立或行走时，全身重量都要靠这个关节窝来传导和分散。

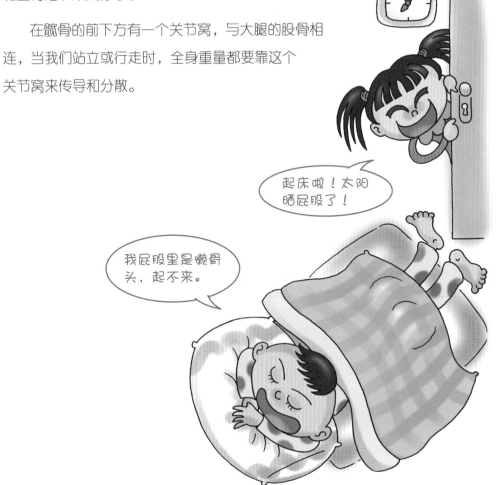

起床啦！太阳晒屁股了！

我屁股里是懒骨头，起不来。

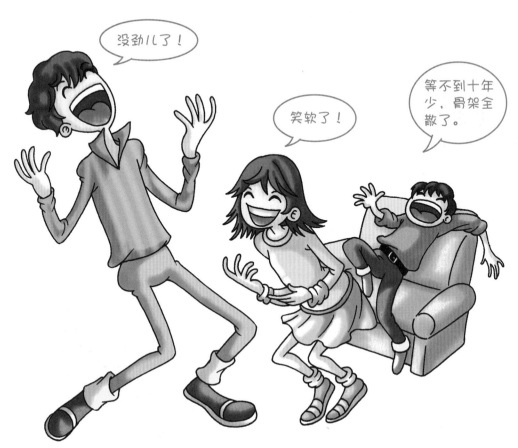

人们都知道笑有益于健康，所谓"笑一笑，十年少"嘛。然而，笑的时候人却会感到浑身没劲儿，这是为什么呢？

原来，人笑的时候，不但让大脑皮层放松、得到

好奇指数 ★★★★★

人笑的时候
为什么会
浑身没劲儿

了积极的休息，而且面部的肌肉，胸部的呼吸肌、膈肌，腹部的肌肉都活动了起来。尤其是当人哈哈大笑时，身体会前仰后合，四肢运动起来，甚至手舞足蹈，呼吸也加深，就像在做全身运动。大笑会让全身集中地剧烈运动，尤其肌肉的运动，会产生代谢物乳酸，乳酸堆积，就会使人产生疲劳感而浑身没劲儿。

好奇指数 ★★★★★

人小时候怎么知道身边的人是男是女的

婴儿的神经系统虽然还没有发育完善，但他的感觉器官能帮助他认识周围的世界。比如，婴儿的听觉很不灵敏，但他在母亲子宫里的时候，就已经熟悉母亲的声音了，他还特别对父亲浑厚的中音感兴趣，也许这就是人最初对男、女的辨别。

出生后，婴儿对温度的反应很灵敏，他喜欢妈妈温暖的怀抱；他借助自己皮肤的触觉及口的吸吮动作，去寻找妈妈的奶头，他喜欢母奶淡淡的甜味和奶香味。虽然这时他的视力还不好，但他已对妈妈有了一些感知。到 2 ～ 3 个月时，他就会注视物体，并随着声音去追寻妈妈。我们每个人小时候，就是这样一点一点地辨别不同的人，辨别男人和女人的。

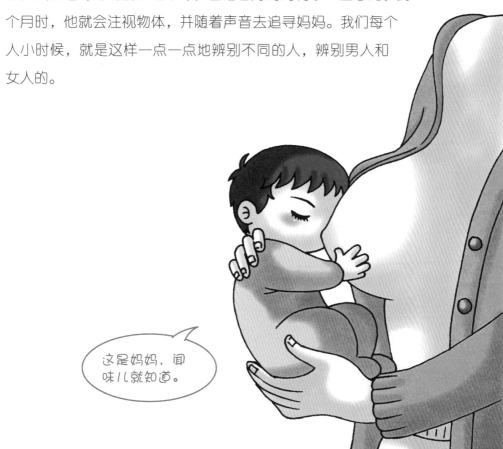

这是妈妈，闻味儿就知道。

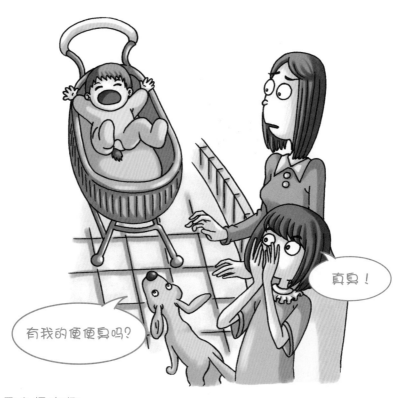

真臭！

有我的便便臭吗？

这 是个很有趣的问题。我们吃进去的食物，先在嘴里经过咀嚼和唾液淀粉酶的初步消化，进入胃、小肠，胃肠一边蠕动，一边

好奇指数 ★★★★★

我们吃进去的东西是香的，怎么拉出来的屎是臭的？

分泌胃液、肠液，还有胰腺分泌的胰液，共同把食物进一步消化，分解成小肠绒毛可以吸收的微细成分，如脂肪酸、甘油、麦芽糖等。剩下的残渣进入大肠，成为粪便，同时也为大肠里的细菌提供"食粮"。细菌中的酶，将糖和脂肪分解发酵，让蛋白质腐败分解，于是产生了乳酸、醋酸、二氧化碳、沼气、脂肪酸、氨、硫化氢、吲哚、组胺等物质。氨有刺鼻的尿味儿，硫化氢是臭鸡蛋味儿，吲哚是臭萝卜味儿，沼气的味儿也不好闻。这些怪味儿混杂在一起，再加上酸味儿，就使粪便臭气冲天了。

我们能发声，主要靠的是声带振动。当呼吸气流进入喉腔时，气流冲击声带，使声带产生振动，发出声音。声带振动发出的声音很单调，经过咽、口、鼻窦、气管、肺等器官的加工，声音就增强了；再经过舌、唇、牙和软腭的加工，就形成了语言。

好奇指数 ★★★★★

为什么男的声音浑厚，女的声音尖细

声带是由黏膜、韧带和肌肉组成的，形状像两条银白色的带子。发声时声带振动得快则音调高，振动得慢则音调低。音调的高低还与声带的长短、厚薄以及呼出气柱的强弱等有关。声带越短、越薄，音调越高。女性的声带长 15 ～ 20 毫米，比较短、薄，所以声音尖细；男性的声带长 20 ～ 25 毫米，比较长、厚，发出的声音就浑厚。

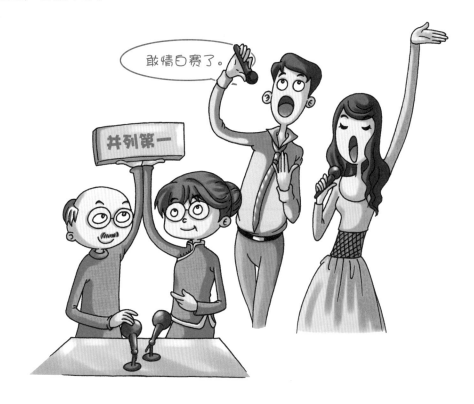

一般人到了中年以后，随着年龄的增长，记忆力开始下降。有人做过研究，假定 18 ～ 29 岁时的记忆成绩为 100，那么 30 ～ 49 岁时的成绩为 92，

人年纪大了
记忆力会下降，
记忆力会用完吗

50 ～ 69 岁时的成绩为 83，70 ～ 89 岁时的成绩为 55 ～ 80。从这些数字来看，70 岁的人与 30 岁的人相比，记忆力也只下降 10% 左右。

记忆是大脑的功能。记忆可分为短时记忆、瞬时记忆和长时记忆，从记忆的方式看有机械记忆（如强记、死背）、意义记忆、不随意记忆等。老年人主要是机械记忆和短时记忆下降，只要讲究记忆的方法，70 岁的人与 30 岁的人记忆力的区别不会很大。所以我们说记忆力不仅不会用完，而且会越用越好。

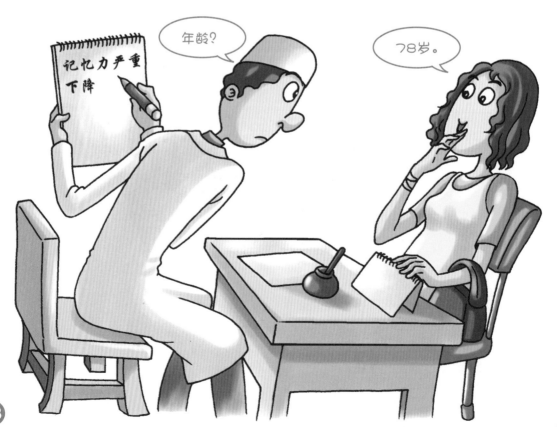

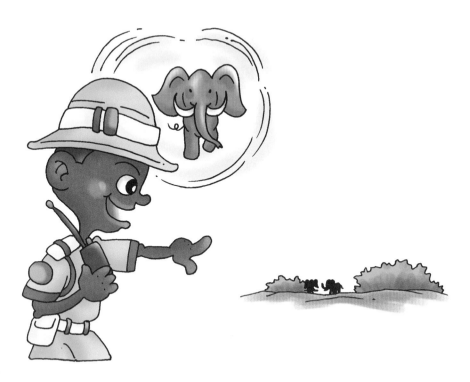

眼 睛能看清远处和近处的东西，全靠眼球上各种组织的调节作用，还有视觉细胞中神奇的反应。

好奇指数 ★★★★★

眼睛是怎么知道看的是什么，距离是近还是远

眼睛看东西时，分上行和下行两个过程。上行过程是：光线通过瞳孔，经晶状体到视网膜，最后传到大脑主管视觉的视皮层。传导光信息的视神经左右有个交叉，左眼接受的光信息传到右脑，右眼接受的光信息传到左脑。视神经交叉的部位、视皮层和中间经过的部位，会一级一级地对信息进行处理。下行过程是：大脑视皮层把对信息处理的结果，如物体远近、光线强弱、颜色深浅等，通过"控制回路"发出指令，控制瞳孔的大小、晶状体的厚薄曲率等。这样通过上行和下行的一次或几次来回调节，我们就看清东西并知道远近了。

当我们遭受不幸或不如意时会伤心，碰到特别高兴的事会激动。这些情绪都使大脑的一些部位兴奋，于是向眼睛里的泪腺和面部的表情

人伤心时 为什么会流泪

肌肉发出指令，让泪腺分泌大量泪水。当泪水多得泪腺里装不下时，就从眼睛里涌出来了。同时，眼周围的肌肉有的收缩、有的松弛，使眼睛闭上并挤压泪腺，脸上的其他一些肌肉也收缩配合，眼泪就不断地流出来了。泪水多的时候，还通过鼻泪管（泪腺与鼻腔之间的小管）流到鼻子里，这时就"一把鼻涕一把眼泪"了。

适度流泪可以排泄体内毒素，缓解压力，使流泪的人恢复心理和生理上的平衡，对人体健康有益。

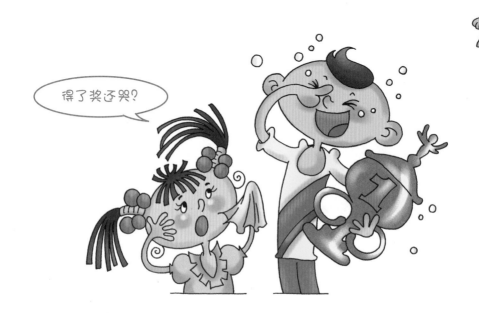

这是激动的泪！

得了奖还哭？

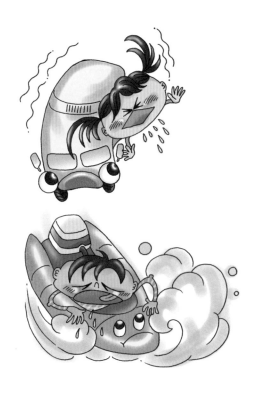

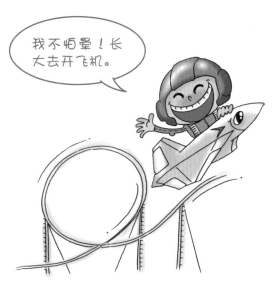

我不怕晕！长大去开飞机。

好奇指数 ★★★★★

为什么有的人会坐车晕车、坐船晕船

有 的人平时好好儿的，可是一坐车、坐船就头晕、恶心、呕吐，有的还面色苍白、四肢发冷或心慌，医学上把这种症状叫运动病，也就是俗称的晕车、晕船。为什么有的人会患运动病呢？

原来，我们的内耳里充满了内淋巴液，坐车、乘船时，随着车、船的运动，身体也会不稳定，内淋巴液也跟着流动，从而刺激内耳的神经细胞，引起神经冲动。冲动传入大脑平衡中枢，让大脑做出反应，使身体保持平衡。当运动的刺激程度超过人的生理所能承受的限度时，人就产生了晕车、晕船的症状。

为预防这种病，平时可进行平衡训练，如荡秋千、坐旋梯等。乘车、船前吃些防晕的药物或含片姜，也可减少发病。

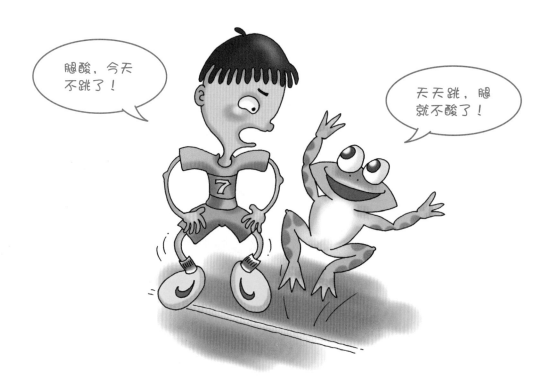

好奇指数 ★★★★★

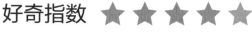

为什么跳远的
第二天腿会发酸

人运动后腿发酸，是因为有一种叫乳酸的东西在腿部肌肉里作怪。跳远是腿的跑动和弹跳运动，跳远后腿部肌肉中会产生大量乳酸。这些乳酸刺激肌肉中的神经末梢，肌肉就产生了酸痛的感觉。乳酸还会把周围的水分吸过来，造成肌肉水肿，肌肉肿胀也会引起肌肉酸痛。

有时运动后的第二天，腿部肌肉可能还处在紧张的收缩状态，这时就会产生肌肉局部缺血、缺氧，腿肚子和大腿肌肉还会发酸。如果腿感到酸痛，也有可能是肌纤维或肌肉筋膜有少量的撕伤。对发酸的肌肉进行按摩或做些伸展拉长肌肉的运动，可以缓解酸痛的症状。

长期坚持锻炼，肌肉酸痛的现象就很少发生了。

长 蛀牙是因为你不讲卫生，结果牙齿上长了许多"小虫子"，把你的牙齿咬坏了，这些小虫子就叫细菌。

好奇指数 ★★★★★

为什么会长蛀牙？长了蛀牙怎么办

平时人们吃完饭后，特别是吃了甜食后，如果不及时漱口刷牙，留在牙齿表面的食物残渣就会被口腔里的细菌分解成酸，这些酸能把牙齿上面的钙给软化、分解、破坏了，形成蛀牙。有时人体缺钙也容易形成蛀牙。

得了蛀牙要及时治疗，把小洞洞封补好。不然蛀洞会越烂越大，牙齿会越来越痛，重的能引起牙髓发炎，也许最后只能把牙齿拔掉了。

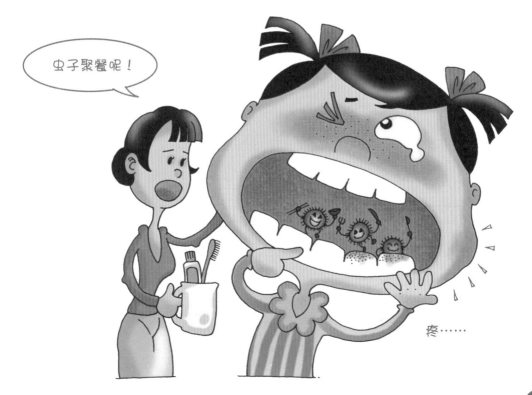

宇航员到太空后"生物钟"不会消失，他们也要按时轮流工作，轮流休息、睡觉。

科学家认为，生物钟是生物在漫长岁月中进化而来的，它的整个程序如昼夜 24 小时节律，已经在大脑中储存固定下来，很不容易改变。所以，一个人不论在什么地方，生活多么不规律，哪怕是上夜班，或从东半球乘飞机到西半球，他的生物钟始终存在，并按预定的程序指令工作。

生物钟对人体健康有很大影响，它实际上是人的生命节律。如果平时总是不规律地生活，造成生物钟紊乱，人就会生病。

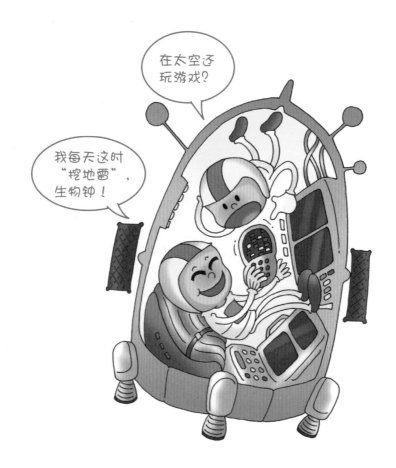

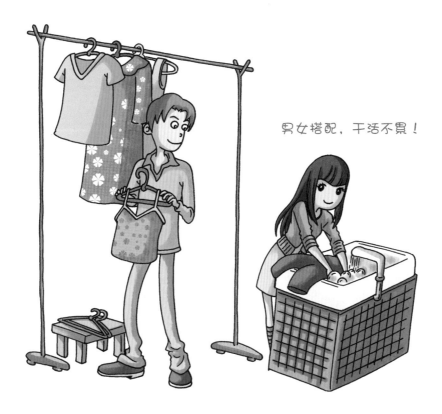

男女搭配，干活不累！

人 分为男性和女性，是人类的基因所决定的。

人类有 23 对染色体，其中一对是性染色体，这对性染色体决定人是男是

好奇指数 ★★★★★

人为什么要分男女

女。如果一个人体内的性染色体是 XX，她就是女性；如果是 XY，他就是男性。人类是哺乳动物。现在的哺乳动物都为雌雄异体，但哺乳动物早期的祖先可不是这样，它们每个个体都可随外界温度环境的变化，忽而变成雄性，忽而变成雌性，就像现在的爬行动物一样。然而 3 亿年前，进化让一个基因发生了突变，迫使带有这个基因的胚胎都不得变成雌性，而不管外界的温度如何。这一突变就发生在现在称为 X 染色体的一条上，于是 X 染色体成了 Y 染色体，哺乳类从此有了雌雄之分。

当我们朝着灯光或阳光闭眼时，仍然会有光感，而不是漆黑一片，甚至会感到眼前出现一片淡淡的红色，还有些闪烁跳动的点，这是为什么呢？

人眼的视网膜里有视锥细胞和视杆细胞，视锥细胞对强光和颜色非常敏感。当我们闭眼时，灯光或阳光仍能透过眼皮，使视锥细胞感光。如果眼皮的皮肤较薄，肤色较浅，强光能透过皮下的血管，会让你感到淡淡的红色。人在闭眼时眼皮总会有些抖动，让视网膜感受到光，这时眼前就会"看见"闪烁跳动的光点。

好奇指数

人朝着灯光或阳光闭眼时，为什么感到眼前出现一片红色

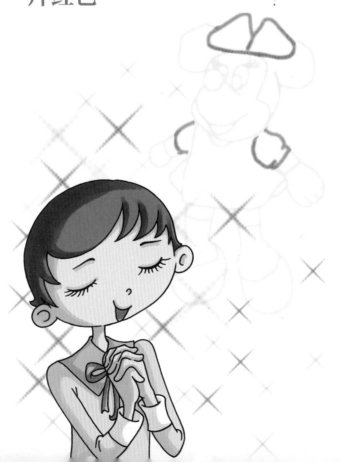

人的眼睛看东西时，总是有立体感，这是双眼从不同的角度看物体的结果。如果物体离眼睛太近，比如把手指放在眼前5厘米处，就会感觉有两

好奇指数 ★★★★☆

把手指放在眼前5厘米处，为什么会感觉有两根手指？

根手指，因为这时物像没有投射在眼睛视网膜的对应点上，所以人眼中产生了两个物像。这种现象叫复视。闭上一只眼睛，眼前的手指就只有一根了。

注视某一物体时，比这个物体远的或近的物像，都会投射在视网膜的非对应点上，而出现复视。这叫生理性复视。这一现象可以用远近两根手指做实验来证实。当双眼看其中一根手指时，就会感到另一手指为双像。平时，人的意识可以抑制生理性复视，所以不会干扰双眼正常视物。当一只眼睛斜视时，就会产生复视。

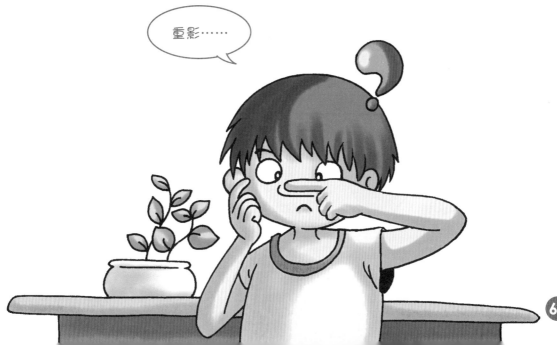

眼睫毛掉了会再长吗

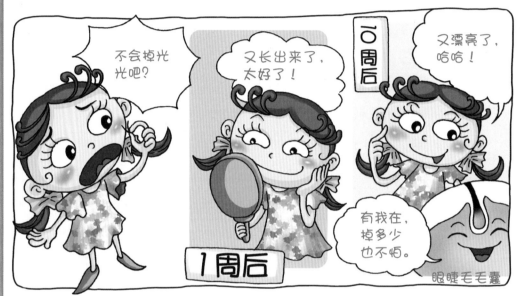

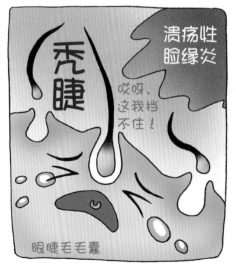

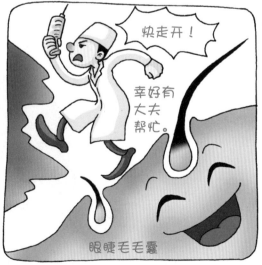

人类的牙齿为什么最多只有32颗

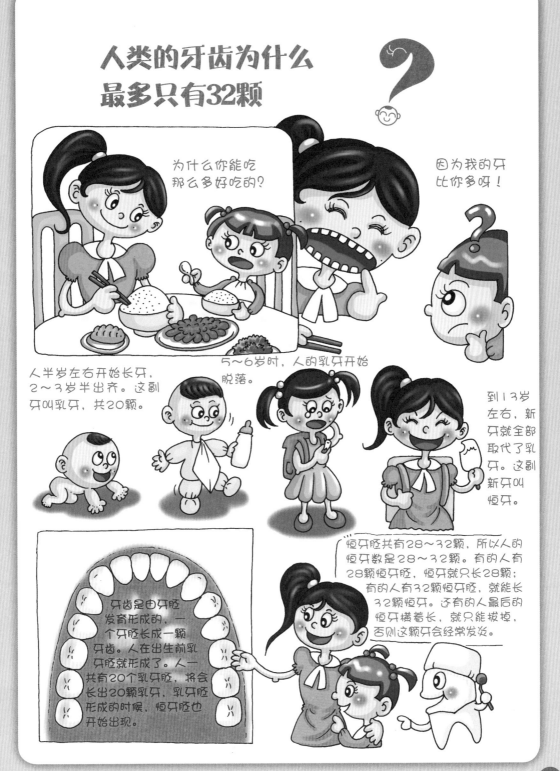

为什么你能吃那么多好吃的？

因为我的牙比你多呀！

人半岁左右开始长牙，2～3岁半出齐。这副牙叫乳牙，共20颗。

5～6岁时，人的乳牙开始脱落。

到13岁左右，新牙就全部取代了乳牙。这副新牙叫恒牙。

牙齿是由牙胚发育形成的，一个牙胚长成一颗牙齿。人在出生前乳牙胚就形成了。人一共有20个乳牙胚，将会长出20颗乳牙，乳牙胚形成的时候，恒牙胚也开始出现。

恒牙胚共有28～32颗，所以人的恒牙数是28～32颗。有的人有28颗恒牙胚，恒牙就只长28颗；有的人有32颗恒牙胚，就能长32颗恒牙。还有的人最后的恒牙横着长，就只能拔掉，否则这颗牙会经常发炎。

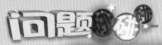

什么动物在露天？

从哪里走到猴山最近？

什么动物住展馆里？

哪个展馆和哪个展馆挨着？

它们都是什么展馆？

动物园里有几个展馆？

动物园里有哪些动物？哪些动物是一群一群的？哪些动物喜欢独处？什么动物个头大？什么动物个头小？哪种动物长得好看？哪种动物长得丑？

动态观察

观察动物园里的动物

观察任务

动物园在哪里？

观察训练

观察力是可以经过后天努力培养出来的。要想进行有效的观察，就要时时处处进行有意识的观察，养成良好的观察习惯。观察时要尽可能观察周全，不要有遗漏。

观察要持续不断地进行，不能三天打鱼，两天晒网。只有养成良好的观察习惯，观察能力才会提高。

静态观察

观察公园里的松树

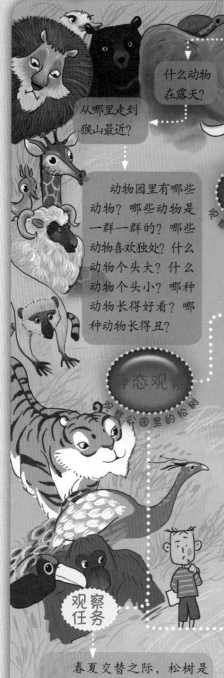

观察任务

春夏交替之际，松树是什么颜色？开花了吗？如果开了，松树的花长什么样？它们有哪些颜色？有没有香味？风吹过时，有没有松涛声？

观察方法

用眼看，用耳朵听，用鼻子闻，用手摸。

任务记录

把你观察到的记录下来。

答案

春夏交替之际，松树开花，但有的开黄花，有的开绿花。（其余的观察结果就由你来做吧！）

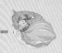

动用你全部的感觉器官
去全身心地观察

有了一定的观察能力后，你还可以逐渐扩大观察范围，多观察一些事物。

任务记录 ▶ 把你观察到的记录下来。

把你的观察结果写在这里：

答案

第一次观察时，很难记住所有的东西。不要气馁，反复记几次，你就能做到！每天坚持观察练习，你会惊喜地发现，你不但能观察到每一样东西，还能把看到的东西在脑海中准确地勾画出来！

观察加油站 ▶ 仔细观察后，闭上眼睛努力回忆看过的东西，不要放过任何细节。

观察小游戏

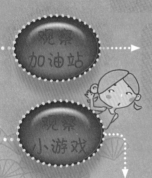

你能在上图中找出几张脸?

你可以随时随地玩这个游戏，也可以和朋友们进行比赛。可供观察的对象很多，如百货商场里有什么商品? 它们是怎么摆放的? 一般什么商品会放在一楼? 超市里有什么商品? 它们是怎么摆放的? 超市里的商品和百货商场里的商品有什么不一样?

English Corner

Just open your eyes and see, whatever you really need is already there.

只要你睁开双眼去观察，所有你真正需要的都在那里。

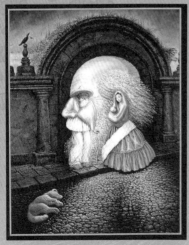

中国儿童好问题百科全书
CHINESE CHILDREN'S ENCYCLOPEDIA OF GOOD QUESTIONS
人体秘闻

总 策 划　　徐惟诚

编辑委员会

主　编　　鞠　萍

编　委　　于玉珍　马光复　马博华　刘金双　许秀华
（以姓氏笔画为序）　　许延风　李　元　庞　云　施建农　徐　凡
　　　　　　　　黄　颖　崔金泰　程力华　熊若愚　薄　芯

主要编辑出版人员

社　　长　　刘国辉
副总编辑　　马汝军
主任编辑　　刘金双

全书责任编辑　　黄　颖

美术编辑　　张倩倩　张紫微
绘　图　　饭团工作室　蒋和平　钱　鑫
装帧设计　　参天树 TOPTREE　北京升创文化传播有限公司
最美发问童声　　周欣然　孙甜甜　蔡尘言　沈漪煊　余周逸　林佳凝　赵甜湉
　　　　　　　　徐斯扬　潘雨卉　周和静　周子越　董梓溪　方宇彤　龙奕彤
　　　　　　　　马景歆　沈卓彤　翁同辉　夏子鸣　严潇宇　张申壹　赵玉轩
　　　　　　　　黄睿卿　孙崎峻　蔺铂雅　李欣霖　郭　垚　侯皓悦　范可盈
　　　　　　　　宋欣冉　马世杰　张译尹　卜　茵　王博洋
音频技术支持　　北京扫扫看科技有限公司
责任印制　　乌　灵